Docteur Louis GALLET

Médecin de la Marine

CONTRIBUTION A L'ÉTUDE DU TRAITEMENT

DE LA

TUBERCULOSE LARYNGÉE

PAR LA

RADIOTHÉRAPIE SPLÉNIQUE

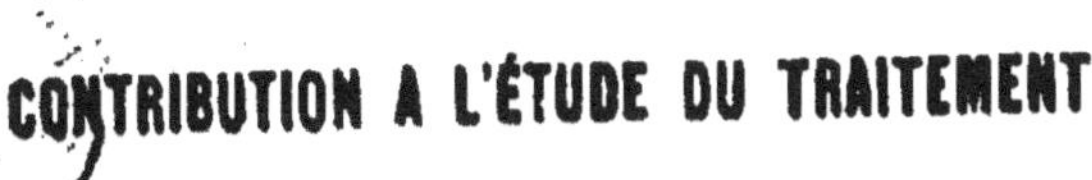

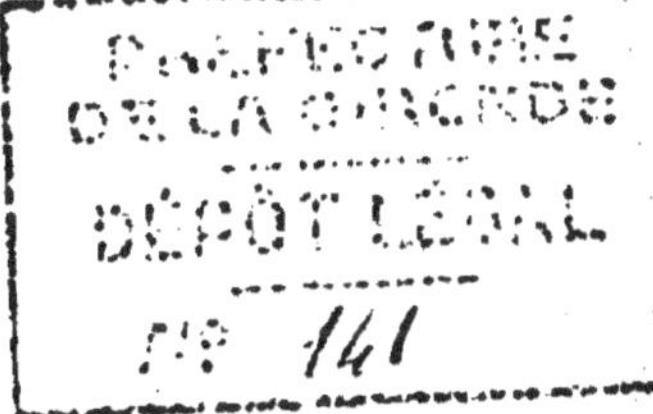

BORDEAUX
IMPRIMERIE J. BIÈRE
18-20-22, rue du Peugue
1922

Docteur Louis GALLET
Médecin de la Marine

CONTRIBUTION A L'ÉTUDE DU TRAITEMENT

DE LA

TUBERCULOSE LARYNGÉE

PAR LA

RADIOTHÉRAPIE SPLÉNIQUE

BORDEAUX
IMPRIMERIE J. BIÈRE
18, 20, 22, rue du Peugue
1922

A MA GRAND'MÈRE

———

A MON PÈRE ET A MA MÈRE

*Faible témoignage de reconnaissance et
d'affection filiale.*

———

A MON FRÈRE JEAN

———

A MES QUELQUES CAMARADES DE L'ÉCOLE
DU SERVICE DE SANTÉ DE LA MARINE

———

A MES MAITRES DE LA MARINE

———

A MES MAITRES DE LA FACULTÉ DE BORDEAUX

A Monsieur le docteur OUVRY

CHIRURGIEN DE L'HOSPICE DE LISIEUX
CHEVALIER DE LA LÉGION D'HONNEUR

Permettez-moi, mon cher Maître, de vous remercier des bons conseils que vous m'avez donnés pendant mon séjour, trop court hélas, à Lisieux, et des marques de sympathie que vous me prodiguez depuis,

---

A Monsieur le docteur POYET

Hommage reconnaissant et respectueux.

A Monsieur le docteur BELLOT

MÉDECIN GÉNÉRAL DE LA MARINE
DIRECTEUR DE L'ÉCOLE DU SERVICE DE SANTÉ
DE LA MARINE
COMMANDEUR DE LA LÉGION D'HONNEUR
OFFICIER DE L'INSTRUCTION PUBLIQUE

A Monsieur le docteur AURÉGAN

MÉDECIN CHEF DE 1ere CLASSE DE LA MARINE
SOUS-DIRECTEUR DE L'ÉCOLE DU SERVICE DE SANTÉ
DE LA MARINE
OFFICIER DE LA LÉGION D'HONNEUR.

A Monsieur le professeur MOURE

PROFESSEUR DE CLINIQUE OTO-RHINO-LARYNGOLOGIQUE
A LA FACULTÉ DE MÉDECINE DE BORDEAUX
COMMANDEUR DE LA LÉGION D'HONNEUR

Qui nous a suggéré l'idée de notre thèse. Nous lui exprimons notre infinie reconnaissance pour son précieux enseignement.

A Monsieur le professeur agrégé MAURIAC

MÉDECIN DES HOPITAUX
CHEVALIER DE LA LÉGION D'HONNEUR

Qui nous a apporté le précieux concours de ses conseils si compétents. Nous l'en remercions bien respectueusement.

A Monsieur le professeur agrégé RÉCHOU

Qui a bien voulu nous aider de sa haute expérience et qui a été pour nous d'un grand secours pour tout ce qui, dans notre travail, touche à la radiologie.

A Monsieur le docteur PORTMANN

CHEF DE CLINIQUE OTO-RHINO-LARYNGOLOGIQUE
CHEVALIER DE LA LÉGION D'HONNEUR

Qui nous a dirigé dans l'élaboration de ce travail avec la même sollicitude que celle qu'il a eue pour nous apprendre les éléments de la pratique oto-rhino laryngologique.

A Mon présiDENT DE THÈSE

Monsieur le professeur CRUCHET

PROFESSEUR DE PATHOLOGIE ET THÉRAPEUTIQUE GÉNÉRALES
MÉDECIN DES HOPITAUX
CHEVALIER DE LA LÉGION D'HONNEUR
OFFICIER DE L'INSTRUCTION PUBLIQUE

Qui a bien voulu s'intéresser à notre travail et nous fait le grand honneur de présider notre jury de thèse. Nous le prions d'agréer l'expression de notre profonde reconnaissance pour l'indulgente bienveillance qu'il nous a toujours témoignée.

INTRODUCTION

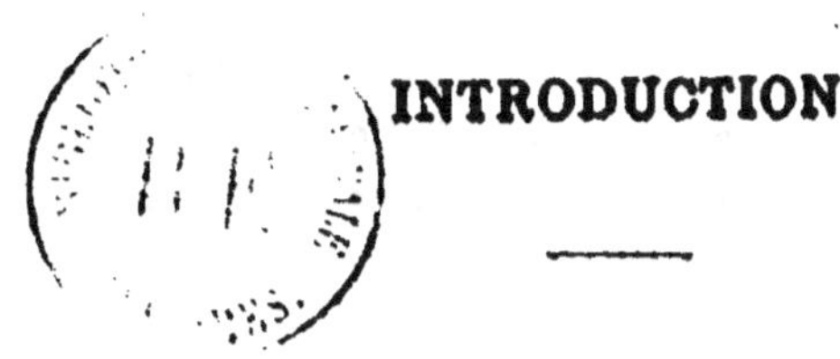

La tuberculose laryngée dont sont atteints un si grand nombre des malades que le spécialiste examine à l'hôpital ou dans ses consultations privées, reste toujours une affection en face de laquelle nous sommes presque désarmés. Aussi est-il de notre devoir d'essayer l'application des méthodes thérapeutiques nouvelles susceptibles de donner un résultat favorable même peu accentué et temporaire.

Depuis 1897 on utilise la Roëntgenthérapie locale dans la tuberculose pulmonaire; les premiers auteurs qui appliquèrent le traitement radiothérapique, MM. Bergonié et Mongour et à peu près à la même époque, MM. Chanteloube, Descomps et Rouillès rapportent quelques cas de bacillose pulmonaire aiguë améliorés et concluent à une action favorable des rayons X sur le parenchyme pulmonaire.

On tente alors d'appliquer la radiothérapie locale, à la tuberculose du larynx et Brünnings se fait le défenseur de la méthode; il en conseille l'application par voie endolaryngée, tandis que Poyet et Ménard (1910), par des applications extérieures de quatre minutes à travers un filtre d'aluminium de 1mm. une intensité de 0,7 à 0, 9 milliampère, améliorent la dysphagie de quelques malades.

Expérimentant sur 16 cobayes chez lesquels ils avaient provoqué le développement d'une tuberculose du larynx à forme ulcéreuse, Brünnings et Albrecht obtinrent dans 4 cas des résultats favorables, alors que la lumière solaire dans 6 cas et la lampe de Quartz dans 4 cas ne donnèrent qu'un résultat négatif.

Lockard n'obtint que des résultats nuls ou insignifiants de la radiothérapie.

Comme pour la radiumthérapie, c'est par une action modificatrice et non bactéricide que les radiations de Roëntgen agissent thérapeutiquement : les expériences bactériologiques ont prouvé depuis longtemps que les rayons X ne possèdent pas d'action spécifique contre le bacille de Koch, mais que sous leur influence, il se produit une meilleure organisation des tissus dans la lutte contre le bacille de Koch, peut-être une action phagocytaire plus intense.

Cependant les résultats obtenus jusqu'ici dans le traitement de la tuberculose laryngée par les rayons X en applications locales sont si controversés qu'il n'est guère possible d'avoir une opinion sur l'efficacité de la méthode.

Ces dernières années, la médecine générale a retiré un bénéfice de la leucocytothérapie dont les recherches biologiques avaient laissé supposer l'importance. Il semble aujourd'hui, que le traitement de la tuberculose par la radiothérapie splénique soit le nouveau Klondyke qui doit nous livrer le trésor cherché par tous : la guérison de la bacillose. Cette nouvelle méthode a été appliquée à la tuberculose pulmonaire avec succès. Il était intéressant de s'en servir dans le domaine de la laryngologie, c'est pourquoi nous avons essayé l'irradiation splénique comme traitement des laryngés bacillaires.

Nous ne prétendons pas discuter dans notre thèse, la valeur de cette méthode : nous rappellerons les principes qui ont permis à Manoukhine de la proposer dans le traitement de la tuberculose, sa technique, ses résultats.

Nous exposerons les recherches faites après lui, par les autres auteurs qui se sont inspirés de sa méthode, les réactions biologiques sur lesquelles repose la conception de Manoukhine et les modifications sanguines qui se produisent à la suite des irradiations intensives. Enfin nous indiquerons la technique que nous avons suivie dans le traitement de nos laryngés bacillaires et, nous gardant de toute interprétation trop absolue, les résultats que nous avons obtenus et nos conclusions.

La leucocytolyse consécutive à l'irradiation de la rate

Depuis longtemps on utilisait chez les leucémiques la fonction leucocytolytique de la rate en soumettant cet organe à l'action des rayons X, mais sans se douter que le succès de la thérapeutique était dû justement à la stimulation de cette fonction leucocytique.

C'est Manoukhine, dirigé dans cette voie par des travaux antérieurs, qui réussit à le démontrer : il constata en effet, que dans le sang d'un malade atteint de leucémie myélogène pris immédiatement après l'irradiation, la destruction des globules blancs peut atteindre le taux de 59,7 %.

Cet auteur commença alors une série de recherches sur l'irradiation de la rate de l'homme et des animaux dans différentes maladies infectieuses et chroniques (pneumonie, rhumatisme articulaire aigu, fièvre typhoïde, tuberculose) en se basant sur le principe de la leucocytolyse à laquelle il fait jouer un rôle considérable dans la défense de l'organisme contre l'infection et les toxines.

Manoukhine, dès 1903, entreprit de nombreuses expériences sur la destruction des globules blancs dans le sang, expériences dont il donne un compte rendu détaillé dans sa thèse : « La Leucocytolyse » (1911) :

1° La leucocytolyse est la première réaction de l'organisme quand, dans le sang, apparaît un commencement d'infection. Si, dans beaucoup de maladies infectieuses, à la leucocytolyse succède la leucocytose, même pendant cette dernière ,on observe aussi de la leucocytolyse. Elle est au début peu marquée, mais ensuite, pendant le cours de la maladie, elle devient de plus en plus intense, elle apparaît plus fréquente et la courbe leucocytaire devient onduleuse. Enfin, il se produit dans le sang une destruction massive des globules blancs, leur nombre tombe au-dessous de la normale et c'est seulement après cette leucocytolyse que la maladie se termine par la guérison.

2° La leucocytolyse est produite par certaines substances qui passent dans le sang et qui sont de la catégorie des ferments solubles. Manoukhine propose de les appeler « leucocytolysines ». Quant à la leucocytose, elle est produite par des substances différentes des leucocytolysines, qui sont aussi des ferments solubles : l'auteur propose de les appeler « antileucocytolysines ». Le mélange de ces deux ferments in vivo et in vitro aboutit à leur neutralisation.

3° Les leucocytolysines sont produites par la rate et les antileucocytolysines par le foie.

4° La rate préside à la réaction protectrice sanguine de l'organisme : ses leucocytolysines excitent le travail de la moelle osseuse et provoquent dans le sang l'apparition des antileucocytolysines, formant par cela même un stade intermédiaire de leucocytose, qui apparaît entre la leucocytolyse primaire et la leucocytolyse secondaire.

A partir du moment où Manoukhine s'est rendu compte du rôle déterminant de la rate, il s'est mis à la recherche du moyen d'influencer son activité cellulaire.

Ce moyen pouvait être atteint par l'emploi d'une certaine dose de rayons de Roëntgen. Il a fait ensuite toute une série d'expériences qui ont établi l'importance de cette réaction du sang dont le commencement et la fin est la leucocytolyse. Voici brièvement les résultats de ses expériences :

A) L'irradiation de la rate augmente dans le sang la quantité d'alexines et des anticorps spécifiques suivants : hémolysines, agglutinines, bactériolysines, opsonines et antitoxines, notamment antitoxine antitétanique.

B) Sous l'influence de l'irradiation de la rate, les cobayes anaphylactisés supportent une quantité bien plus grande de substances albumineuses étrangères que des cobayes non soumis à l'irradiation de la rate.

C) En inoculant la tuberculose humaine aux singes (Macacus, Cinomolgus et Rhesus) et aux cobayes on arrive au moyen de l'irradiation de la rate à les aider à lutter avec succès contre la tuberculose et même, ainsi que l'ont montré les expériences de Manoukhine sur des cobayes, on peut empêcher complètement chez eux le développement de la tuberculose

Il est intéressant de noter, que Manoukhine a fait en même temps le traitement du singe au moyen d'injections d'extrait de rate irradiée de bœuf, et que, ainsi qu'on pouvait le prévoir cela n'a pas donné de résultats favorables. Par cet exemple, Manoukhine, souligne une fois de plus, que le succès de la défense de l'organisme, comme cela ressort du contenu de son rapport lu le 8 octobre 1921 à la Section scientifique de l'œuvre de la tuberculose, ne dépend nullement de l'irradiation de la rate, mais exclusivement de la leucocytolyse qu'elle produit dans le sang. C'est seulement en provoquant des leucocytolysines, dans le sang, et en augmentant par elle l'activité des organes générateurs du sang (les leucocytolysines agissant comme stimulant physiologique) qu'il aide l'organisme.

Le schéma de cette lutte pendant l'irradiation de la rate est le même que dans la réaction naturelle produite lors de l'apparition d'éléments infectieux dans le sang.

Il se forme d'abord dans le sang une leucocytolyse de très courte durée, généralement de dix à quinze minutes, plus rarement d'une demi-heure. Puis apparaît la leucocytose dont la durée est, par exemple dans le traitement des tuberculeux, généralement de quatorze à dix-huit heures. Ensuite apparaît de nouveau la leucocytolyse, mais elle est cette fois de plus longue durée et au bout de six à huit heures, à partir de son apparition dans le sang, elle est suivie par la leucocytose qui est moins intense que celle du début, et de nouveau, est suivie par la leucocytolyse qui est aussi moins intense que la précédente et ainsi par un mouvement onduleux décroissant la leucocytose va graduellement en diminuant jusqu'à une nouvelle séance d'irradiation de la rate.

L'importance de cette intermittence de la leucocytose entre les stades de leucocytolyse est signalée par Manoukhine : c'est la période de préparation par l'organisme, à l'aide des leucocytes, des anticorps spécifiques qui remplissent ensuite le plasma du sang pendant la destruction des leucocytes dans le stade de la leucocytolyse.

C'est de cette façon que se produit, dit Manoukhine, l'augmentation du titre des anticorps différents dans le plasma sanguin sous l'influence des irradiations de la rate.

Voilà pourquoi Manoukhine a proposé en 1913 son nouveau principe de traitement des maladies infectieuses, au moyen de l'action physique sur la rate, cet organe régissant la défense de l'organisme, Par ce moyen on peut largement profiter des substances qui appartiennent aux globules blancs, parce que non seulement on détruit ces derniers d'une façon intensive, mais encore on active ainsi les organes générateurs du sang, qui produisent de plus en plus des leucocytes, lesquels continueront de se détruire dans le sang en saturant le plasma du sang d'anticorps spécifiques, qui sont nécessaires à l'organisme pour la lutte contre les microbes et leurs toxines.

Manoukhine a fait connaître, en 1913, trois cas dans lesquels il a eu recours avec succès à sa méthode : dans le premier cas, il s'agissait d'une pneumonie grippale localisée au lobe inférieur du poumon gauche. Le second avait trait à une tuberculose pulmonaire au 3e degré; le troisième se rapportait à un petit garçon atteint de purpura hémorragique.

Quelques mois après la publication de ces trois faits, Manoukhine, au cours d'un séjour dans l'île de Capri, eut l'occasion de traiter par sa méthode, le célèbre écrivain russe Maxime Gorki, qui y vivait depuis 7 ans en exil et qui était atteint d'une tuberculose pulmonaire avancée, laquelle venaît justement de subir une exacerbation grave. Sous l'influence de plusieurs irradiations de la rate (qui furent pratiquées à Naples) on vit disparaître la toux, les sueurs nocturnes, la dyspnée, en même temps que la température retombait à la normale pour s'y maintenir, et que le poids du corps augmentait d'environ 20 livres.

Maxime Gorki fit connaître ces résultats par une lettre publiée dans un quotidien russe. Ce qui souleva une vive agitation dans le corps médical et le public russes.

Quoi qu'il en soit, le séjour de Manoukhine à Capri et à Naples, eut pour conséquence d'attirer sur sa méthode l'attention des médecins italiens. C'est ainsi que la leucocytolyse provoquée par l'irradiation de la rate a pu être utilisée avec succès en 1913 par Manna de Naples.

D'autre part, Mario Serena a eu l'occasion d'appliquer la méthode en question dans 5 cas de tuberculose, dont 4 pulmonaires, et 1 cas de méningite tuberculeuse. Chez 3 tuberculeux pulmonaires il a obtenu des résultats encourageants, dans le 4e cas, le traitement resta sans effet. En ce qui concerne la méningite tuberculeuse, résultat nul. Dans les 3 cas de tuberculose pulmonaire, il y eut disparition de la fièvre et amélioration de l'état général.

Toute irradiation fut suivie d'une période de 2 à 3 jours pendant laquelle la température moyenne diminuait pour se relever les jours suivants, mais en restant toujours au-dessous des maxima précédents.

Au point de vue technique, celle de Manoukhine : séances tous les 4 ou 5 jours, irradiation antéro-postérieure en évitant d'irradier le foie, l'application de rayons X sur cet organe atténuant l'effet curatif de la méthode.

Depuis 1913, Manoukhine traite la tuberculose des différents organes par sa méthode : l'irradiation de la rate, méthode ayant uniquement pour but la création d'une leucocytolyse intense. L'auteur affirme avoir traité plus de 8.000 cas de tuberculose à différents stades et de différentes localisations et dans les conditions les plus défavorables — à Pétrograd — où il n'est pas douteux que le climat n'a joué aucun rôle dans le traitement. Le nombre des malades atteints de tuberculose pulmonaire traités par Manoukhine est de 7.079. D'après les degrés et les formes de la maladie, ils peuvent être groupés ainsi : 1462 au 1er degré ; 3211 cas au 2e degré dont 1076 appartenant à la forme ulcéro-caséeuse et 2135 à la forme fibreuse ; 2406 cas au 3e degré dont 1792 de forme ulcéro-caséeuse et 614 cas de forme fibreuse : 291 malades de ce dernier groupe étaient dans un état de cachexie très prononcée. Les malades du 1er degré ont tous guéri ; des 3211 cas de 2e degré, 7 sont morts et des 2406 cas du 3e degré 54 sont morts, c'est-à-dire que des 7079 cas de tuberculose pulmonaire, 64 sont morts, ce qui fait une mortalité de 0,9 %, mortalité observée surtout dans la forme ulcéro-caséeuse, principalement au 3e degré, parmi les malades cachectiques. Le traitement des 7.018 autres cas a été conduit jusqu'à complète guérison.

Sur 24 malades atteints de tuberculose laryngée, Manoukhine a eu 2 morts. L'auteur dit avoir traité avec succès la tuberculose du larynx en combinant le traitement local avec l'irradiation de la rate ; le traitement demandait 15 séances.

D'autres auteurs, se basant sur les recherches de Manoukhine, ont traité la tuberculose pulmonaire par l'irradiation de la rate. Le nombre des cas traités par MM. Verdun et Dausset est d'une trentaine environ : 60 pour 100 des cas ont été améliorés Chez les malades rapidement améliorés, ils ont constaté une hyperleucocytose passant de 9.000 à 12.000 avant tout traitement, à 15.000 à 20.000 après les séances d'irradiation : il est certain, ainsi que le fait remarquer M. le professeur agrégé Réchou, qu'une telle augmentation est certainement due à l'action radiothérapique. Chez les malades s'améliorant peu ou lentement, l'accroissement leucocytaire est peu important et enfin chez ceux qui n'ont pas d'amélioration, l'accroissement leucocytaire a été nul. MM. Verdun et Dausset concluent à une amélioration frappante de certains de leurs malades et à une réaction très nette de l'irradiation sur la formule sanguine.

Les recherches de MM. Trémolières et Colombier, également
basées sur celles de Manoukhine ont été faites suivant une méthode un peu différente. Les auteurs produisent l'irradiation
latérale, sans se préoccuper de l'importance que peut présen-
ter l'irradiation de la masse hépatique. Ils irradient également
les os longs et font une série de 15 à 16 séances. Les ampoules
à rayons X fonctionnent sous 2 m. a. avec un filtre de 1 mm.
d'aluminium et donnent à la peau une dose de 1 h. Les auteurs
déclarent avoir obtenu des résultats satisfaisants, amélioration de poids, équilibre de la température, cessation de la
toux.

Ils ont constaté une phase d'hypoleucocytose suivie presque
immédiatement par une phase d'hyperleucocytose.

M. le professeur agrégé Réchou a fait une étude aussi complète que possible de la question. Ses recherches portent sur
une centaine de cas environ de tuberculose pulmonaire à
différents stades. L'analyse du sang a été faite pour chaque
malade, avant toute irradiation et à la fin de la série d'irradiation. La porte d'entrée de l'irradiation est la face antérieure de la rate, en centrant la zone d'action au centre de la
matité de la rate, zone d'action suffisamment large pour englober tout l'organe.

Afin d'éviter toute critique par suite de l'irradiation du foie,
l'auteur a protégé cet organe, en utilisant une étoffe opaque
aux rayons X. Les irradiations sont faites en surveillant de
très près la réaction sanguine des malades. M. le professeur
agrégé Réchou a pensé qu'il était inutile de stimuler l'action
de la rate au delà de certaines limites qui étaient nettement
atteintes après 7 séances d'irradiation, comme l'ont prouvé les
analyses de sang faites en série. Il semble, ajoute l'auteur, qu'il
est même nocif d'exagérer l'hyperfonctionnement de la rate,
dès que le résultat, c'est-à-dire hyperglobulie rouge est atteint
et qu'il y a inconvénient à continuer les irradiations si on
note une destruction des globules rouges, et même si l'on n'observe pas de modifications de la formule sanguine au bout des
7 séances. Les malades présentent alors une exagération des

troubles pulmonaires et une aggravation de l'état général, indiquant qu'il y a lieu de cesser tout traitement.

C'est surtout au point de vue de la modification des hématies que M. le professeur agrégé Réchou a pu effectuer un classement de ses malades en accord avec les signes cliniques présentés.

1re catégorie : malades présentant une augmentation considérable de leurs hématies ; tous ces malades ont été nettement améliorés.

Nb. d'hématies avant le traitement : 3.500.000 environ.

Nb. d'hématies après le traitement : 5.000.000 environ.

2me catégorie : malades ne présentant pas d'augmentation du nb. de leurs hématies : amélioration à peu près insensible ou nulle.

3me catégorie : malades présentant une diminution notable du nombre de leurs hématies. Les signes cliniques et l'état général se sont aggravés.

Étude de la fragilité leucocytaire

La conception de Manoukhine repose sur la fragilité leucocytaire. Aussi M. le professeur Mauriac, qui avec Cabouat étudie depuis plusieurs années cette question, ne pouvait s'en
désintéresser et tout récemment il donna quelques précisions
non seulement sur le processus de leucocytolyse, mais encore
sur les conditions dans lesquelles on doit engager le traitement par irradiation de la rate au cours de la bacillose pulmonaire.

Le milieu sanguin est en perpétuel bouleversement, dit le
professeur Mauriac. A ne considérer que les globules blancs, leur
nombre, même chez l'homme normal, varie sous les influences
les plus diverses, l'hyperleucocytose alternant avec l'hypoleucocytose. Pour expliquer la diminution des globules blancs
chez un sujet, on peut envisager deux mécanismes :

Ou bien l'hypoleucocytose constatée au niveau de la circulation périphérique est due à une inégale répartition des leucocytes, à leur rétention dans les capillaires profonds, surtout
dans les capillaires pulmonaires ; c'est l'opinion de Metchnikoff, Werigo, Borrel, Tchistowitch. Ou bien le nombre des leucocytes diminue parce qu'il y a destruction leucocytaire : leucocytolyse. Un mécanisme n'est d'ailleurs pas exclusif de
l'autre et sans doute doivent-ils coexister chez l'homme. C'est
la leucocytolyse que Manoukhine étudia particulièrement.

De même que, contre les globules rouges, s'exerce l'hémolyse
de même la leucocytolyse détruit les globules blancs. Mais si
le laquage du sang que provoque la destruction des hématies

rend facilement perceptible le phénomène de l'hémolyse il
n'en est pas ainsi dans la leucocytolyse : il est donc nécessaire
d'avoir recours à une méthode d'étude plus complexe :

MÉTHODE DE MANOUKHINE.

Elle consiste à rechercher le pouvoir leucocytolytique du sérum sanguin. On mélange le sérum à examiner avec du sang
d'épreuve vecteur de leucocytes, pris chez un sujet normal.
Le citrate de soude est employé comme anticoagulant à une
dose qui n'entraîne pas de destruction. On fait une première
numération des globules blancs immédiatement après le mélange. Puis, une deuxième numération après un séjour de
vingt-quatre heures à l'étuve à 37 °. La différence entre les
deux numérations donne le nombre de leucocytes détruits. Le
rapport de ce chiffre à la première numération fournit l'indice leucocytolytique du sérum examiné. Nous n'entrerons pas
dans les détails de la technique de Manoukhine, technique re-
maniée et modifiée par Mlle Condat (*thèse* Paris, 1916, sur la
Leucocytolyse et fragilité leucocytaire). C'est une méthode de
laboratoire précise, mais longue et délicate. Elle est surtout
très développée dans le travail du Docteur Moureau (Recherche expérimentales sur la fragilité leucocytaire, *thèse* Bordeaux
1919).

Par sa méthode, Manoukhine démontre l'existence des leucocytolysines et des antileucocytolysines, les premières sécré-
tées par la rate, les secondes par le foie. Ces ferments leucocytolytiques existent à l'état normal et interviennent dans la digestion en particulier, mais c'est surtout sous l'influence de
l'infection qu'ils jouent un rôle plus actif.

Manoukhine a établi des courbes des variations leucocy-
taires à la suite d'injections de diverses substances : peptone,
encre de Chine, toxines de staphylocoques blancs, de pneumo-
coques, de bacilles d'Eberth. Il observe en général une hypoleucocytose immédiate, puis une hyperleucocytose vers la

dix-huitième heure et une diminution de cette leucocytose vers la quarante-huitième heure.

En cherchant les propriétés leucocytolytiques des sérums prélevés pendant ces variations, Manoukhine a trouvé dans ces sérums des leucocytolysines correspondant en général au stade d'hypoleucocytose et une leucocytolyse très faible ou nulle au stade d'hyperleucocytose.

Pour Manoukhine, la leucocytolyse est indispensable à la solution favorable des maladies. C'est une réaction de défense qu'il faut favoriser et, pour Manoukhine « l'irradiation de la rate » en particulier, augmenterait la production de leucocytes.

Bien des objections sont à faire à la méthode de Manoukhine et le professeur Mauriac, pour simplifier les recherches, a préféré interroger la résistance leucocytaire. De même qu'on a pu tirer des indications intéressantes de l'étude de la résistance globulaire (globules rouges), de même il lui a paru que le degré de résistance des globules blancs méritait d'être étudié.

MÉTHODE DE P. MAURIAC ET CABOUAT

Achard en 1907 puis Carles et P. Mauriac en mai 1913, puis Secousse (*thèse* Bordeaux, novembre 1913), ont étudié la fragilité leucocytaire.

Les procédés employés pour l'évaluation de la fragilité leucocytaire reposaient surtout sur une épreuve de fragilisation leucocytaire et une numération ou pourcentage des formes détruites, fragilisées.

Mais toutes les méthodes préconisées étaient viciées à l'origine par l'insuffisance de la technique. Elles laissaient trop d'importance au coefficient personnel ; l'observateur était fort embarrassé pour classer les leucocytes dans une des catégories de résistance prévues par les auteurs.

La nouvelle méthode de MM. P. Mauriac et Cabouat consiste à observer directement sous le microscope la fragilisation leucocytaire et à en noter numériquement les résultats :

elle se recommande par la simplicité de sa technique et la facile interprétation des résultats :

Après piqûre du lobe de l'oreille, on fait une numération leucocytaire avec l'hématimètre de Malassez, en se servant du liquide de dilution suivant :

Bleu de méthylène	0 gr. 01
Citrate de soude	0 gr. 10
Chlorure de sodium	0 gr. 05
Eau distillée	100 gr.

Cette solution hypotonique détruit instantanément les globules rouges. Seuls persistent les globules blancs qui se colorent en bleu au fur et à mesure de leur mort. On fait une numération des leucocytes, 2 minutes après la dilution, puis au bout de 5 à 10 minutes, une numération de tous les leucocytes.

L'indice de fragilité est donné par le rapport du nombre des globules blancs colorés lors de la première numération, au nombre total L des leucocytes de la dernière numération :

$$I = \frac{l \times 100}{L}$$

Ces deux méthodes permettent d'interroger le leucocyte, d'étudier une part de sa valeur fonctionnelle, de saisir le moment où il se fragilise, où il se détruit. Là est le point important pour Manoukhine : car la leucocytolyse serait à l'origine de bien des crises salutaires, soit spontanées, soit thérapeutiques.

Manoukhine considère la leucocytolyse comme une réaction de défense et favoriser la fragilité leucocytaire devient le but thérapeutique que nous devons poursuivre. Ses expériences sur la leucocytolyse, tous les travaux de M. le professeur agrégé Mauriac sur la fragilité leucocytaire montrent que l'organisme malade se défend souvent contre la toxi-infection par une hyperleucocytose : des globules blancs, jeunes et résistants sont lancés en grand nombre dans le torrent circulatoire par les organes leucopoïétiques. Puis vient un moment où ces globules deviennent fragiles, se détruisent : et mettant en liberté les ferments dont ils sont imprégnés, contribuent à la défense de l'organisme. En fin de compte, la lutte aboutit à une destruction leucocytaire, à une leucocytolyse, source d'anticorps qui assurent la guérison.

P. Mauriac et Moureau, dans une étude sur la fragilité leucocytaire (*Journal médical français*, juin 1920) ont montré que les médications par les métaux colloïdaux, la peptone, les sérums, etc., provoquent de semblables réactions. C'est à provoquer une hyperleucocytose suivie d'une leucocytolyse que Manoukhine s'attache, en irradiant la rate des tuberculeux.

Il est bien probable que dans l'irradiation de la rate et de la moelle osseuse, les phénomènes sont très complexes. Et si la méthode devait être étudiée de façon scientifique et complète, il faudrait rechercher les modifications produites sur la rate elle-même, puis sur le sang complet, (hématies, globules blancs, sérum, au cours du traitement).

Manoukhine n'a envisagé que l'effet produit sur les leucocytes.

Le professeur Mauriac signale à nouveau l'écueil qu'il dénonçait il y a plusieurs années et qui lui semble plus que jamais redoutable : il est faux de dire que l'augmentation de la fragilité leucocytaire est essentiellement une réaction de défense : tous les animaux sur lesquels il expérimenta et qui moururent, soit au cours du choc anaphylactique, soit sous l'influence de toxi-infection, avaient dans les dernières heures des leucocytes très fragiles.

Le professeur Mauriac ajoute que la fragilité leucocytaire ne peut être considérée comme réaction de défense que si elle se produit aux dépens de globules jeunes et actifs. Dans l'étude de la résistance leucocytaire, seule pourra être considérée comme favorable la fragilité qui sera précédée d'une augmentation de la résistance : c'est cette succession brusque de la fragilité à l'hyperrésistance que le professeur Mauriac appelle l'oscillation de défense.

L'irradiation de la rate de même que l'abcès de fixation agissent d'abord par polynucléose et partant, augmentation de résistance leucocytaire. Secondairement, par action directe ou indirecte sur les leucocytolysines, la fragilité apparaît.

Le professeur Mauriac conclut de ses recherches que la condition initiale à l'heureux effet d'une médication est la puissance de régénération leucocytaire de l'organisme. Toutes les thérapeutiques qui agissent par leucocytolyse (abcès de fixation, médication colloïdale, irradiation de la rate), resteront impuissantes si elles s'adressent à des globules vieux ou sans valeur physiologique. Les deux dernières médications peuvent même être dangereuses car elles agissent surtout par leucocytolyse et, lorsque les centres leucopoïétiques d'un sujet traité par elles seront taris ou épuisés, elles ne pourront donner qu'un effet défavorable. Et même chez ceux dont les centres leucopoïétiques ne sont pas complètement taris, sans doute une dose faible serait-elle indiquée, là où une dose trop forte au contraire aurait une puissance destructrice brutale et stérilisante. Il faut, en un mot, proportionner l'effet leucolytique produit à la valeur des centres leucopoïétiques.

Ainsi pour faire une étude scientifique de la méthode de Manoukhine, même en s'en tenant à l'étude du sang (et P. Mauriac a dit quel intérêt il y aurait à suivre expérimentalement les réactions du côté de la rate), bien des conditions doivent être remplies.

Il faut d'abord, avant tout traitement, établir la formule sanguine de l'individu traité.

Et ceci déjà n'est pas un petit travail quand on songe aux variations considérables qui se produisent chez le tuberculeux dans le nombre des globules blancs ou rouges (recherches de Aubertin et Beaujaid sur l'irradiation de la rate chez le cobaye), dans le pourcentage leucocytaire, la fragilité globulaire etc.. Et, seulement, quand on aura réalisé la formule individuelle du malade, on le soumettra à l'action des rayons X.

Après chaque application, l'étude du sang devrait être renouvelée complète. En ce qui concerne les globules blancs, la simple numération ne paraît donner que peu d'indications, ajoute P. Mauriac, vu les oscillations si irrégulières normalement chez les tuberculeux. Le pourcentage leucocytaire pourrait donner des résultats plus probants. Certains auteurs ont affirmé avoir obtenu une *lymphocytose* très marquée. Il ne faut pas oublier que les lymphocytes sécrètent une lipase qui attaque les graisses : Bergel a soutenu que la réaction lymphocytaire est un processus de défense contre les agents pathogènes de nature lipoïdique. La lipasolyse le bacille de Koch ; et lymphocytes et ganglions seraient les défenses naturelles contre l'infection tuberculeuse. Et toute bacillose évoluant avec une *forte lymphocytose* et un pouvoir *lipolytique des humeurs* accru, serait d'un bon pronostic.

On voit l'intérêt de l'étude de la lymphocytose au cours de l'irradiation de la rate. Pour les raisons exposées plus haut dans l'étude du Professeur Mauriac, il est du plus haut intérêt de connaître l'action des rayons X sur la résistance des leucocytes. Et tout malade dont les globules blancs, quoique nombreux, sont déjà fragiles, ne paraît guère désigné pour une leucolyse provoquée. Attention aux tuberculeux avancés, nous recommande le professeur Mauriac. Mais toutes ces recherches, pour avoir quelque valeur, doivent être faites en série. Ce n'est pas un examen de sang quotidien qui peut nous renseigner exactement sur la réaction sanguine : nous ignorons, à quel moment, sous quelle forme elle se produit, nous ne savons pas si elle est passagère ou durable, unique ou répétée ; et pour la saisir il est indispensable de la chercher d'heure en heure, ou tout au moins plusieurs fois par jour.

Nous croyons avoir exposé de façon suffisamment détaillée la technique de la méthode de MM. P. Mauriac et Cabouat et nous estimons avoir fait suffisamment ressortir ses avantages.

Nous avons étudié pour chacun de nos malades, les variations de la fragilité et du pourcentage leucocytaire après chaque séance d'irradiation ; nous avons constaté :

1° une augmentation fugace de la fragilité leucocytaire avec hypoleucocytose : inconstante et pas toujours décelable.

2° une diminution de la fragilité leucocytaire coïncidant avec une forte hyperleucocytose de la 5ᵐᵉ à la 8ᵐᵉ heure après irradiation.

3° une augmentation progressive de la fragilité et retour à la normale vers la 12ᵐᵉ heure, coïncidant avec un retour à la normale de la leucocytose vers le même moment. Tout se passe comme si, après un stade leucopénique et une fragilisation fugace provoqués par l'irradiation, les leucocytes arrivaient plus nombreux et plus résistants. L'hyperleucocytose coïncide avec une diminution de la fragilité, le maximum de l'hyperleucocytose avec le maximum de la résistance du leucocyte. Puis ces leucocytes, que nous observons plus nombreux et plus résistants, diminuent rapidement de nombre, en même temps que leur fragilité augmente et revient à la normale. Sans doute se détruisent-ils en masse et leurs ferments de défense entrent en jeu. C'est cette oscillation si caractéristique de la fragilité leucocytaire que M. P. Mauriac a appelée : « oscillation de défense ».

Nous avons constaté une *forte lymphocytose* dans le sang des malades irradiés, réaction qui permet d'affirmer un bon pronostic lorsqu'elle concorde avec *une diminution de la fragilité leucocytaire et une hyperleucocytose.*

Le taux des polynucléaires nous a paru variable.

Indications et contre-indications de la Radiothérapie splénique dans la tuberculose laryngée.

Le traitement s'adresse aux formes de début surtout. Il faut se préoccuper avant tout de l'*état du poumon*, et n'irradier que si les lésions pulmonaires sont à leur début ou si elles sont torpides. Des lésions pulmonaires étendues, ou bien limitées mais à marche rapide, contre-indiquent la méthode. Même remarque en ce qui concerne l'*état général* : la fièvre, qui dépend le plus souvent des lésions pulmonaires, est une contre-indication. Il faut s'inspirer des forces du malade : ne pas irradier les tuberculeux trop affaiblis, alors même que les lésions pulmonaires n'auraient pas une évolution active.

Il faut enfin, n'irradier que les *lésions circonscrites*; c'est dire que le traitement s'adresse aux formes du début surtout : l'infiltration d'une corde vocale; les lésions de la commissure postérieure, variables dans leur degré, allant depuis le simple état velvétique jusqu'à l'ulcération; l'infiltration d'une bande ventriculaire.

C'est dans les formes de la première période dite *catarrhale* que l'on obtiendra le plus de succès : cette période est caractérisée par les signes d'une laryngite catarrhale aiguë : toutefois elle s'en distingue dans la majorité des cas, par la localisation plus spéciale de la rougeur à la région interaryténoïdienne et aux bords des cordes ou bien par la présence d'une infiltration plus ou moins accusée des replis ary-épiglottiques, par la durée de l'affection et la décoloration des muqueuses buccale et palatine. Le traitement radiothérapique donnera encore de bons résultats, quoique moins durables dans les formes de la deuxième période, dite *infiltro-œdémateuse*. Il sera contre-indiqué dans les lésions avancées, généralisées, dans les formes de la troisième période, dite de périchondrite et de nécrose.

Enfin le traitement radiothérapique n'exclut pas le traitement local: celui-ci varie avec l'état du larynx. Il consiste, suivant le cas, en pulvérisations phéniquées ou résorcinées, telles sont par exemple. :

Acide phénique neigeux	0 gr. 60
Résorcine	5 gr.
Eau de laurier-cerise	50 gr.
Glycérine	
Eau	400 gr.

Deux ou trois fois par jour, cinq minutes chaque fois, avec un pulvérisateur à vapeur; en attouchements de la muqueuse laryngée à la glycérine phéniquée, à 1/10, 1/5 ou 1/3. Les insufflations de poudre antiseptique (iodoforme, menthol) ou calmantes (orthoforme, cycloforme), et les révulsifs cutanés : teinture d'iode, pointes de feu, trouvent aussi tour à tour leur application.

Certaines formes chroniques et à évolution lente sont justiciables d'un traitement chirurgical (pointes de feu intra-laryngées, curetage de la muqueuse, extirpation des saillies papillaires, thyrotomie, trachéotomie).

Quand il existe des poussées aiguës avec dysphagie accentuée, nous joignons au liquide de la pulvérisation, de la cocaïne et de la morphine.

Dans les formes très douloureuses nous avons employé avec succès les injections d'alcool pur, ou d'alcool cocaïné, antipyriné et morphiné au niveau de la branche interne des deux nerfs laryngés supérieurs.

Enfin le traitement s'adressera à l'état général. On sera sobre de médicaments comme dans la tuberculose pulmonaire. La cure d'air, de repos et de bonne nourriture doit toujours entrer en première ligne dans le régime à faire suivre aux tuberculeux du larynx. Le malade devra mettre son larynx à l'abri des causes d'irritation : la fatigue vocale, la toux, les poussières, l'air froid; on lui supprimera le tabac et on lui interdira le séjour dans l'atmosphère enfumée ainsi que l'exercice de professions qui laissent le malade au contact des poussières irritantes. On soignera enfin la toux par les opiacés et on lui recommandera une alimentation substantielle et reconstituante.

TECHNIQUE ET MARCHE DU TRAITEMENT

Le tube à rayons X utilisé par M. le professeur Réchou est une ampoule coolidge à radiateur fonctionnant sur cadence Rochefort-Gaiffe avec une intensité de 2 milliampères, 5. Le filtre utilisé est de 3 mm.. La distance anticathode-peau est de 25 cm.

Il est fait une série de 6 séances d'irradiation, à raison de une séance par semaine.

Nos malades ont reçu six séances d'irradiation sauf le premier qui n'a eu que cinq séances. Aucun n'a présenté d'accidents cutanés à la suite de ces applications de rayons X, ni de phénomènes généraux.

La porte d'entrée de l'irradiation est la face antérieure de la rate, en centrant la zone d'action au centre de la matité de la rate, zone d'action suffisamment large pour englober tout l'organe. Il est nocif d'exagérer l'hyperfonctionnement de la rate au delà de certaines limites atteintes après 6 séances d'irradiation, on s'expose à voir s'aggraver l'état général et les lésions laryngées du malade.

OBSERVATIONS

Observation I

René G..., âgé de vingt-huit ans, malade depuis la fin de 1921 ; début par dysphagie des aliments solides seulement ; sans enrouement.

Une nuit, le malade dit avoir toussé et craché abondamment et être devenu les jours suivants très enroué.

N'a jamais eu d'hémoptysies, mais quelques rares filets de sang dans ses crachats. Haleine fétide.

Toux peu fréquente ; le malade râcle et amène ainsi l'expulsion de quelques mucosités.

La parole n'est pas douloureuse.

Pas de vomissements à la suite de la toux. Rarement, dans une quinte, le malade dit avoir quelques irradiations douloureuses vers l'oreille et du reflux des aliments et des liquides par le nez. Pas de dyspnée, ni d'élévation de température.

Amaigrissement peu marqué. Sommet droit suspect.

Bacille de Koch dans l'expectoration.

Examen laryngoscopique : corde vocale droite rouge avec état granuleux à la partie postérieure.

Infiltration interaryténoïdienne. Aryténoïde droit très infiltré.

Diagnostic : laryngite bacillaire, deuxième période, forme infiltro-œdémateuse.

Traitement radiothérapique (professeur agrégé Réchou) : depuis février 1922 : cinq séances d'irradiation de la rate.

Etincelle équivalente : 20 centimètres ;

Filtre : 30 millimètres ;

Intensité au secondaire : 2 milliampères;

Durée : 6 minutes.

Le 1er juillet : amélioration fonctionnelle; la voix est plus claire. Les lésions locales sont un peu moins accentuées, mais il reste toujours de l'infiltration inter aryténoïdienne. État général bon.

Réactions sanguines au cours du traitement : Comme pour le malade précédent nous avons fait une prise de sang avant chaque séance d'irradiation : nous avons établi la formule leucocytaire et fait une numération globulaire. Les examens de sang ont été répétés 2 heures, 3 heures, 5 heures, 8 heures, 12 heures, 24 heures et 48 heures, après l'irradiation; nous avons fait les constatations suivantes :

1° La fragilité leucocytaire qui, avant l'irradiation était égale à 50, s'est abaissée entre la 5e et la 8e heure. Elle a oscillé entre 5 et 10 pendant ce temps. Elle s'est élevée ensuite vers la 12e heure après chaque séance d'irradiation pour se maintenir régulièrement vers la 24e heure.

2° La leucocytose nous a paru augmenter rapidement après chaque séance d'irradiation et osciller entre 20.000 et 30.000 par millimètre cube jusqu'à la 8e heure, elle nous a paru normale avec de faibles oscillations. La leucocytose est toujours restée très élevée pendant la durée du traitement.

3° Le pourcentage leucocytaire nous a montré une lymphocytose assez élevée chez notre malade. Le taux des polynucléaires nous a paru variable.

4° Le nombre des globules rouges qui était avant le traitement de 4.100.000 environ s'est élevé après chaque séance d'irradiation pour atteindre 7.000.000 après les 6 séances d'irradiation.

En résumé, chez ce malade, diminution de la fragilité leucocytaire, hyperleucocytose, nous indiquent la mise en jeu des réactions de défense à la suite de l'irradiation de la rate et permettent d'affirmer un bon pronostic.

Nous ne pouvons nous baser sur les quelques résultats obtenus et nous nous garderons de toute interprétation absolue. Nous n'avons pas multiplié suffisamment nos recherches, les examens de sang n'ont pas été faits en série et assez rapprochés, les causes d'erreur dans l'étude du pourcentage leucocytaire et de la fragilité sont trop nombreuses, pour qu'il soit possible de se baser sur nos quelques résultats biologiques.

Observation II

Rose S... agée de trente-huit ans. Pas d'antécédents héréditaires ou personnels dignes d'être notés.

Employée en 1915 dans un atelier très poussiéreux jusqu'en 1921, où elle cesse son travail à la suite d'une angine qu'elle attribue à un refroidissement et au fait d'être exposée aux poussières irritantes.

La malade dit avoir eu à ce moment la voix légèrement voilée et quelques picotements laryngés.

En janvier 1922, elle devient brusquement beaucoup plus enrouée. Elle souffre un peu pour avaler sa salive; les liquides et les aliments solides passent sans douleur.

Elle accuse en même temps qu'une douleur à la déglutition de la salive, des irradiations vers les oreilles et du reflux des liquides parlenez.

Pas de quintes de toux, mais du hemmage; la malade râcle et amène l'expulsion de quelques mucosités.

Quelques vomissements.

Pas d'hémoptysies, mais crachats striés de sang.

L'expectoration n'est pas fétide.

Pas de douleur spontanée, larynx non douloureux à la palpation.

Toux et parole non douloureuses.

Pas de dyspnée, ni de tirage.

La malade a quelques vertiges et des bourdonnements d'oreille; l'examen auriculaire révèle une poussée d'otite catarrhale bi-latérale.

Etat général assez satisfaisant.

Pas d'élévation de la température vespérale.

Pas de sueurs nocturnes.

Léger amaigrissement : 5 kilogs depuis le début de la maladie.

Perte de l'appétit.

Rien de particulier à l'auscultation et à la radioscopie des poumons.

Recherche du bacille de Koch dans les crachats : positive.

Examen du 18 mars 1922 :

Arrière-gorge, voile du palais infiltré du côté droit ainsi que la luette, se relève assez difficilement pendant l'émission de la voyelle *A.*; est cartonné, sclérémateux.

Larynx : Epiglotte infiltrée, granuleuse et dure ainsi que les replis ary-épiglottiques correspondants, particulièrement à gauche.

Même état sur les deux bandes ventriculaires.

A noter qu'il existe sur les bandes ventriculaires et l'épiglotte des ulcérations superficielles.

La muqueuse est pâle, décolorée.

Troubles fonctionnels : enrouement très accentué. Souffre pour avaler sa salive.

Dysphagie.

Reflux des liquides par le nez.

Diagnostic. — Laryngite bacillaire deuxième période, forme ulcéro-œdémateuse.

Traitement radiothérapique. — (Professeur agrégé Réchou).

Irradiation de la rate :

Six séances de sept minutes (une séance par semaine).

Tube et appareil employés : coolidge radiateur.

Intensité dans le transformateur pour coolidge : 300.

Etincelle équivalente : 20.

Filtre et limitateur : 30/10.

Intensité au secondaire : 2 m. a, 3.

Distance anticathode-peau : 25 centimètres.

Le 29 avril 1922 la malade parle plus clairement.

Les lésions objectives n'ont pas été modifiées sensiblement.

Le 27 mai 1922 : il a été fait six séances d'irradiation de la rate et la malade affirme que depuis la cinquième séance elle parle plus facilement.

Une séance sur le larynx amène une sensation d'étouffement et l'aggravation des troubles phonétiques. Cet état ne dure pas.

Le 5 juin 1922 : L'épiglotte et les replis ary-épiglottiques sont toujours infiltrés, mais les lésions paraissent évoluer vers la forme lupique.

Pas de trace d'inflammation aiguë.

Le 30 juin 1922 : l'amélioration persiste. État général satisfaisant. Réactions sanguines au cours du traitement.

Chez notre malade, nous avons fait une prise de sang avant chaque séance d'irradiation; nous avons fait une numération globulaire et établi le pourcentage leucocytaire. Nous avons répété la même opération 2 heures, 3 heures, 5 heures, 8 heures, 12 heures, 24 heures et 48 heures après l'irradiation et avons fait les constatations suivantes :

1º A la suite de l'irradiation, la fragilité leucocytaire qui, avant l'irradiation correspondait à 27 environ, est descendue au-dessous de 3, de la cinquième à la huitième heure. Elle est élevée à la douzième heure et s'abaisse ensuite entre la vingt-septième et la quarante-cinquième heure.

2º La leucocytose est fortement augmentée et atteint son maximum à la huitième heure. Elle oscille à ce moment entre 18.000 et 20.000 leucocytes par millimètre cube. Elle ne se maintient pas longtemps à ce taux, mais cependant elle reste forte pendant la durée du traitement, et toujours supérieure à la normale. Nous avons constaté une forte augmentation du nombre des hématies après le traitement.

3º La lymphocytose est très nettement augmentée. Elle est surtout accentuée de la huitième à la vingt-quatrième heure après l'irradiation : son maximum se montre à la douzième heure.

4º Le taux des polynucléaires nous a paru variable.

En somme, chez notre malade, l'irradiation a modifié l'équilibre leucocytaire et a sensiblement diminué la fragilité des leucocytes : le maximum de la résistance correspondant à une hyperleucocytose.

CONCLUSIONS

Nous avons essayé de rapporter tous les faits connus jusqu'à ce jour concernant l'irradiation de la rate dans la tuberculose laryngée. Il n'est pas possible à l'heure actuelle, où cette méthode de traitement a été insuffisamment appliquée, de dire le rôle exact qu'elle pourra jouer. Les faits apportés sont trop peu abondants, les études trop incomplètes, les résultats que nous publions trop succincts pour qu'on puisse dire ce que donnera l'irradiation de la rate dans la tuberculose du larynx.

Mais si nous ne devons pas avoir l'optimisme de certains auteurs qui prétendent arracher à la mort plus de 99 % des tuberculeux au 3e degré, nous ne devons pas non plus avoir le pessimisme d'autres qui refusent totalement toute application radiothérapique sans s'appuyer sur des considérations véritablement scientifiques.

En dehors de l'étude globulaire que nous avons faite pour chaque malade, avec le plus grand soin, il y a également lieu de faire l'étude du sérum sanguin, de la fragilité leucocytaire comme nous l'enseigne le professeur Mauriac. Quoi qu'il en soit nous arrivons aux conclusions de notre thèse :

I. L'irradiation de la rate paraît être une méthode susceptible d'améliorer certains tuberculeux laryngés, mais en nombre restreint. Les formes du début de l'affection, les lésions localisées sont en somme les indications de choix.

II. Le traitement est contre-indiqué dans les lésions avancées, accompagnées de fièvre, d'amaigrissement, dans les cachexies, dans la sténose inflammatoire prononcée.

III. La modification de la formule sanguine au point de vue leucocytaire est la même chez les malades améliorés. Nous avons noté une augmentation du taux des leucocytes.

Le taux des polynucléaires nous a paru variable; celui des lymphocytes s'est toujours élevé. Toute bacillose laryngée évoluant avec une forte lymphocytose et un pouvoir leucolytique des humeurs accrû est d'un bon pronostic.

Chez nos malades, la thérapeutique leucolytique, si elle n'a pas donné des résultats curatifs très accentués, paraît cependant avoir eu une action favorable. Les symptômes fonctionnels ont diminué. L'état général s'est maintenu. Le processus évolutif de l'affection paraît stationnaire, ce qui est déjà appréciable. Ces cas méritent d'ailleurs d'être suivis pendant longtemps. Il convient d'autre part d'essayer en série la radiothérapie splénique de façon à pouvoir se baser sur une statistique importante.

Mais cette application à la bacillose laryngée d'une thérapeutique toute récente et de technique facile, nous a paru digne d'attirer l'attention par les quelques résultats déjà obtenus.

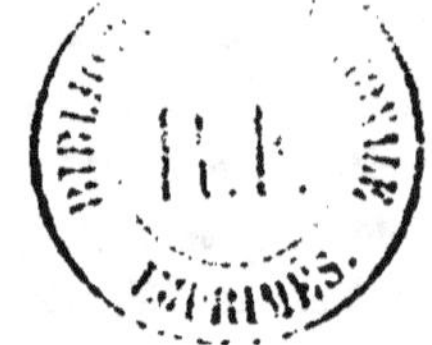

BIBLIOGRAPHIE

Abrams (A.). Roëntgen rays in P^y disease (*J. Am. M. Ass.* Chicago 1902-XXXVIII).

Beckett (T.G.). — X *Rays in the traetment of T. diseases.*

Bergonié. — Les rayons X ont-ils une action sur la tuberculose pulmonaire? (Archives électricité médicale 1897. Bordeaux) — (*Bulletin acad. méd. Paris* 1897)

Blumenthal. — Traitement de la tuberculose laryngée par la lumière solaire et les rayons Roëntgen (*Archives für Laryng.* 1913. Band XXVII)

Brünnings. — Traitement autoscopique de la tuberculose laryngée par les rayons X (*Z. f. O.* Band LXII : Heft 4)

— Recherches expérimentales et critiques sur l'action de la lumière solaire, des rayons X et de la lampe à mercure sur la tuberculose laryngée chez le lapin. (*Zeits. f. Ohrenheilk*, mai 1910)

Chanteloube, Descompts et Roullès.— Action des rayons X sur la tuberculose pulmonaire (*Archives élec. méd. Bordeaux* 1897)

Collet. — La tuberculose du larynx, du pharynx et du nez.

Condat (Mlle). Leucocytolyse et fragilitéleucocytaire (*Thèse* de Paris 1916).

Carles et P. Mauriac. — La fragilité leucocytaire dans les néphrites et les maladies infectieuses (*Journal de médecine de Bordeaux*, 4 mai 1913)

Kronullltaky. — Rôle des leucocytes dans la digestion (*Thèse* de Paris, 1914)

Kupferle. — Radiothérapie et tuberculose pulmonaire (*Strahlenthérapie* 1918)

— Recherches expérimentales sur la radiothérapie de la tuberculose pulmonaire (*Strahlenthérapie* 2913) .

Ledoux et Parmentier. — Traitement de la tuberculose laryngée (Rapport au *Congrès annuel de la société Belge d'O. R. L.* 1913)

Manoukhine. — Sur l'origine des leucocytolysines et des antileucocytolysines (Comptes rendus de la Société de Biologie, séance 21 décembre 1913)

— Recherches cliniques sur l'origine des leucocytolysines. (*Arch. des mal. du cœur, des vaisseaux et du sang, fév.* 1913)

La semaine médicale (21 mai 1913).

Comptes rendus de la Société de Biologie (14 juin 1913)

The Lancet (2 avril 1921)

Rapport à la Société scientifique de l'Œuvre de la Tuberculose (8 octobre 1921)

Le traitement de la tuberculose par la leucocytolyse consécutive à l'irradiation de la rate (1922 Jouve éditeur)

Mauriac (P.). — Recherches sur les variations de la fragilité leucocytaire et leur pronostic au cours des maladies aigues. (*Annales de médecine, t. III. juillet-août* 1916)

Mauriac et Cabouat. — Méthode d'évaluation de la fragilité leucocytaire (*C. R. Soc. Biologie*, 5 avril 1919)

Mauriac. — Réflexions à propos du traitement de la tuberculose pulmonaire par l'irradiation de la rate. (*Journal de médecine de Bordeaux*, 25 avril 1922)

Moure et Brindel. — *Maladies de la gorge, du larynx, des oreilles et du nez* (Doin et fils éditeurs)

Moureau. — Recherches expérimentales sur la fragilité leucocytaire (*Thèse* Bordeaux 1918)

Portmann. — Traitement de la tuberculose laryngée par la radiothérapie splénique (*Revue de Laryngologie, d'Otologie et de Rhinologie*, 5 août 1922)

Réchou. — Irradiation de la rate et du poumon, dans la tuberculose pulmonaire (*Bulletins et mémoires de la Société de Radiologie médicale de France, fév.* 1922)

Révillet. — Un cas de tuberculose pulmonaire et laryngée traité par les rayons X (*Revue de la Tuberculose*, Paris 1897)

Romdohr. — Uber die Behandlung der Kehlkopf tuberkulose insbesondere mit Ræntgenstraheln. (*Zeigischr., f. Ohrenh. Münch Wiesb.* 1920)

Secousse (H.). — Recherches sur les variations de la fragilité leucocytaire dans le cours de certaines maladies (*Thèse de* Bordeaux 1913)

Trémollères et Colombier. — Traitement de la tuberculose pulmonaire par irradiation directe. (*Bulletins et mémoires de la Société de Radiologie médicale de France,* n° 86, fév. 1922)

Tonsey Sinclair. — Traitement de la tuberculose laryngée par les rayons X (*Méd. Record,* 3 sept. 1901)

Verdun et Dausset. — Sur les résultats favorables obtenus par l'irradiation de la rate sur une série de tuberculeux pulmonaires (*Bulletins soc. Radiol. méd.* janvier 1922).

Wilms. — Traitement de la tuberculose du larynx par les rayons X. (*Deuts. méd. Wochens.* n° 6. 1910)

Winckler. — Weitere Erfahrungen in der behandlung der larunxtuberkulose mit Ræntgenstrahlen (*XII° Versammlung süddeutscher Laryngol Heidelberl*)